Xavier Moisset

Douleurs et Sclérose En Plaques

Xavier Moisset

Douleurs et Sclérose En Plaques

Existence d'une corrélation entre migraine et douleurs ayant des caractéristiques neuropathiques

Presses Académiques Francophones

Impressum / Mentions légales
Bibliografische Information der Deutschen Nationalbibliothek: Die Deutsche Nationalbibliothek verzeichnet diese Publikation in der Deutschen Nationalbibliografie; detaillierte bibliografische Daten sind im Internet über http://dnb.d-nb.de abrufbar.
Alle in diesem Buch genannten Marken und Produktnamen unterliegen warenzeichen-, marken- oder patentrechtlichem Schutz bzw. sind Warenzeichen oder eingetragene Warenzeichen der jeweiligen Inhaber. Die Wiedergabe von Marken, Produktnamen, Gebrauchsnamen, Handelsnamen, Warenbezeichnungen u.s.w. in diesem Werk berechtigt auch ohne besondere Kennzeichnung nicht zu der Annahme, dass solche Namen im Sinne der Warenzeichen- und Markenschutzgesetzgebung als frei zu betrachten wären und daher von jedermann benutzt werden dürften.

Information bibliographique publiée par la Deutsche Nationalbibliothek: La Deutsche Nationalbibliothek inscrit cette publication à la Deutsche Nationalbibliografie; des données bibliographiques détaillées sont disponibles sur internet à l'adresse http://dnb.d-nb.de.
Toutes marques et noms de produits mentionnés dans ce livre demeurent sous la protection des marques, des marques déposées et des brevets, et sont des marques ou des marques déposées de leurs détenteurs respectifs. L'utilisation des marques, noms de produits, noms communs, noms commerciaux, descriptions de produits, etc, même sans qu'ils soient mentionnés de façon particulière dans ce livre ne signifie en aucune façon que ces noms peuvent être utilisés sans restriction à l'égard de la législation pour la protection des marques et des marques déposées et pourraient donc être utilisés par quiconque.

Coverbild / Photo de couverture: www.ingimage.com

Verlag / Editeur:
Presses Académiques Francophones
ist ein Imprint der / est une marque déposée de
OmniScriptum GmbH & Co. KG
Heinrich-Böcking-Str. 6-8, 66121 Saarbrücken, Deutschland / Allemagne
Email: info@presses-academiques.com

Herstellung: siehe letzte Seite /
Impression: voir la dernière page
ISBN: 978-3-8381-4490-0

Zugl. / Agréé par: Clermont-Ferrand, Université d'Auvergne, 2012

Copyright / Droit d'auteur © 2014 OmniScriptum GmbH & Co. KG
Alle Rechte vorbehalten. / Tous droits réservés. Saarbrücken 2014

"La mort n'est pas une chose si sérieuse ; la douleur, oui."
Citation d'André Malraux ; L'espoir - 1937.

Remerciements

Ce travail a été réalisé à l'initiative et sous la direction du Professeur Clavelou. Je tiens à remercier chaleureusement l'ensemble des patients membres du « réseau SEP Auvergne » et en particulier ceux ayant accepté de répondre à cette enquête. Ils ont permis d'obtenir une vision globale des douleurs pouvant être ressenties dans le cadre de la sclérose en plaques.

Le docteur Ouchchane et le Professeur Dallel ont eu un rôle déterminant dans l'analyse des données recueillies.

Les principales informations issues de ce travail ont été publiées dans le journal Pain [25].

Table des matières

I - Introduction 5
   1 – Notions générales sur la Sclérose en Plaques 5
   2 – La douleur ou les douleurs 6
   3 – Les douleurs dans la sclérose en plaques 8
II – Patients et Méthodes 10
   1 – Patients 10
   2 – Questionnaire 10
   3 – Analyses statistiques 12
III – Résultats 13
   1 – Prévalence de la douleur 13
   2 – Localisation de la douleur 15
   Tableau 2 16
   Comparaison des patients douloureux présentant ou non des caractéristiques neuropathiques. 16
   3 – Types de douleurs et leurs traitements 17
   Tableau 4 20
   4 – Comorbidités 21
   5 – Impact de la douleur 22
   Tableau 5 22
   6 – Traitements de fond 23
   Tableau 6 24
   Figure 4 25
   7 – Forme évolutive de la maladie 26
   Tableau 7 27
   8 – Durée d'évolution de la maladie 27
   Tableau 8 28
IV - Discussion 29
   1 – Considérations générales 29
   2 – Migraine, douleurs neuropathiques et SEP sont comorbides ... 31
   Figure 5 34
   4 – Traitements de la douleur dans le cadre de la SEP 36

V - Conclusion..38
Bibliographie..39
Annexes..44
   1 – Abréviations..44
   2 - Questionnaire concis sur les douleurs 45

I - Introduction

1 – Notions générales sur la Sclérose en Plaques

La Sclérose En Plaques (SEP) est une maladie neurologique caractérisée par une inflammation ainsi que des lésions dégénératives du système nerveux central (cerveau et moelle épinière). Sa prévalence en France est estimée à 95/100 000 habitants [11,12,46]. Elle constitue la maladie chronique la plus fréquemment responsable d'un handicap chez l'adulte jeune. Elle est à l'origine d'une très grande variété de symptômes, qui dépendent de la localisation des lésions. Les manifestations les plus fréquentes comprennent les atteintes sensitives et motrices, les atteintes visuelles (névrite optique notamment), les troubles de l'équilibre et de la coordination, les atteintes uro-génitales et plus tardivement les troubles cognitifs.

Les modes évolutifs de la maladie peuvent être, initialement, de deux types : forme récurrente-rémittente (RR) ou forme progressive primaire (PP). La forme RR représente plus de 80% des modes d'entrée dans la maladie. Elle est caractérisée par une évolution par poussées, c'est-à-dire l'apparition rapide de nouveaux signes ou symptômes neurologiques, qui vont persister au moins 24 heures, avant de régresser de façon totale ou quasi-totale. Dans un deuxième temps, la forme RR peut évoluer vers une forme secondairement progressive (SP), dans laquelle une aggravation progressive survient. La forme PP, quant à elle, correspond à une évolution d'emblée sur un mode progressif (voir figure 1).

En pratique clinique, le handicap est couramment évalué au moyen de l'échelle EDSS (*Expended Disability Status Scale*). Cette échelle explore plusieurs dimensions (motricité, coordination, sensibilité, symptômes uro-digestifs, vision, cognition et capacité à marcher), mais ne tient pas compte d'une éventuelle plainte douloureuse. Elle est cotée entre 0 (aucun signe ou symptôme) et 10 (décès).

Figure 1

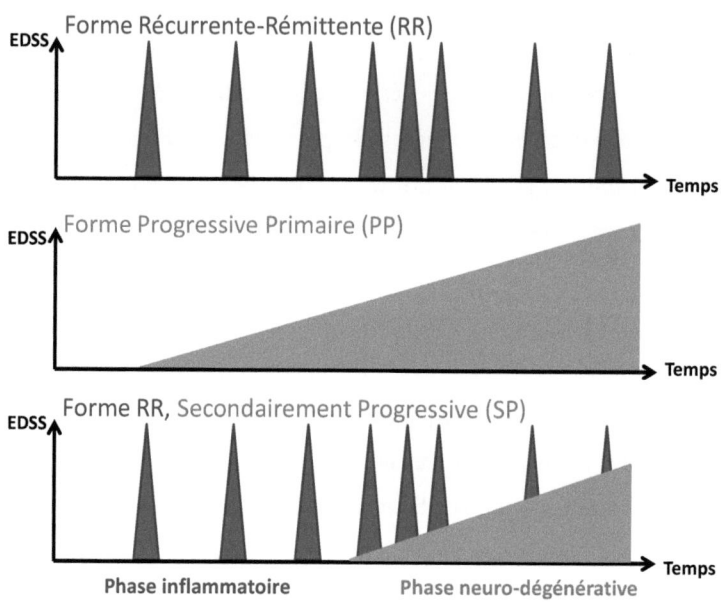

Représentation schématique des modes évolutifs possibles de la SEP.

2 – La douleur ou les douleurs

L'association internationale pour l'étude de la douleur définit la douleur comme « une expérience sensorielle et émotionnelle désagréable, associée à un dommage tissulaire présent ou potentiel, ou décrite en termes d'un tel dommage». De manière générale, la douleur aiguë est bénéfique, puisqu'elle constitue un signe d'alarme, permettant de repérer une agression afin de préserver l'intégrité de l'organisme. Malheureusement, la douleur peut également être présente isolément, sans avoir de vertu protectrice. Au contraire, elle a dans ce cas un caractère pathologique.

Les céphalées, ou maux de tête, constituent une plainte douloureuse très fréquente. Parmi celles-ci, la migraine a une définition très précise, dont les caractéristiques peuvent être recherchées à l'aide d'un auto-questionnaire respectant la définition de l'*International Headache Society* (voir figure 2). Un autre type de douleur, appelé douleur neuropathique, correspond à une douleur secondaire à une lésion du système nerveux. Le questionnaire DN4 peut participer à la mise en évidence du caractère neuropathique d'une douleur. Lorsque ce score est réalisé par un médecin, une valeur supérieure ou égale à 4/10 est en faveur d'une douleur neuropathique. Dans sa version auto-questionnaire, la limite correspond à un score de 3/7 (voir figure 3).

Figure 2 : Critères de la migraine sans aura.

A – Au moins 5 crises remplissant les critères B à D.

B – Crise de céphalées durant entre 4 et 72 heures (sans traitement)

C – Céphalée présentant au moins deux des caractéristiques suivantes :
1. Localisation unilatérale
2. Pulsatile
3. Intensité modérée à sévère
4. Aggravée par, ou gênant les efforts physiques habituels (par exemple marcher ou monter des marches d'escaliers)

D – Au moins l'un de ces signes pendant la céphalée :
1. Nausées et/ou vomissements
2. Photophobie et phonophobie

E – Absence d'autre cause

Figure 3 : Questionnaire DN4, utilisé pour le dépistage des douleurs neuropathiques. Chaque réponse 'Oui' vaut 1 point, chaque réponse 'Non' vaut 0. Seules les deux premières questions (score sur 7) sont utilisées dans la version auto-questionnaire.

INTERROGATOIRE DU PATIENT

Question 1: La douleur présente-t-elle une ou plusieurs des caractéristiques suivantes?

	oui	non
1 - **Brûlure**		
2 - **Sensation de froid douloureux**		
3 - **Décharges électriques**		

Question 2: La douleur est-elle associée dans la même région à un ou plusieurs des symptômes suivants?

	oui	non
4 - **Fourmillements**		
5 - **Picotements**		
6 - **Engourdissement**		
7 - **Démangeaisons**		

EXAMEN DU PATIENT

Question 3: La douleur est-elle localisée dans un territoire ou l'examen met en évidence?

	oui	non
8 - **Hypoesthésie au tact**		
9 - **Hypoesthésie à la piqûre**		

Question 4: La douleur est-elle provoquée ou augmentée par:

	oui	non
10 - **Le frottement**		

3 – Les douleurs dans la sclérose en plaques

Parmi les nombreux signes et symptômes en rapport avec la SEP, la douleur est fréquente, avec une prévalence, à un moment ou un autre de l'évolution de la maladie, comprise entre 29 et 92% (pour une revue, voir [27] et [10]). La prévalence observée varie de façon importante selon les méthodes de sélection des patients et le type de recueil des données. Deux études en particulier ont porté sur une très large population de patients présentant une SEP. La première retrouvait une prévalence de la douleur de 43% lors d'une évaluation ponctuelle [37] et la seconde faisait état de 75% des patients ayant présenté des douleurs durant le mois précédant l'enquête [15]. En plus d'être fréquente, la douleur a un impact négatif sur la qualité de vie [5,14,18,40] et un coût très important [30].

Parmi les patients ayant une SEP, les résultats concernant la prévalence des céphalées sont également hétérogènes, mais plusieurs études suggèrent que la prévalence des céphalées en général, et de la migraine en particulier, pourrait être supérieure dans le cadre de la SEP, plusieurs auteurs reportant 57% de patients SEP souffrant de céphalées [7,26,35]. La prévalence de la migraine est estimée quant à elle entre 21% et 35%, ce qui est la encore supérieur à la prévalence retrouvée dans la population générale qui est d'environ 15 à 20% [7,23,26,31,34,36,43].

Les douleurs centrales, dont font partie les douleurs neuropathiques, la névralgie du trijumeau et le signe de Lhermitte, seraient présentes chez 30% des patients souffrant d'une SEP [10,29,37].

Les objectifs de cette enquête épidémiologique analytique et descriptive étaient:
- D'explorer la prévalence et les caractéristiques sémiologiques des douleurs, dans une large cohorte de patients français présentant une sclérose en plaques, en s'intéressant plus spécifiquement aux céphalées en général, et aux migraines en particulier, ainsi qu'aux douleurs ayant des caractéristiques neuropathiques.
- De rechercher des corrélations entre les différents types de douleurs et les caractéristiques de la maladie (forme évolutive, durée d'évolution, niveau de handicap, traitements utilisés) et du patient (âge, sexe).

II – Patients et Méthodes

1 – Patients

L'enquête a été menée parmi les membres de l'association "Réseau SEP Auvergne". Chaque patient auvergnat pour lequel un diagnostic de SEP est posé se voit proposer l'adhésion à cette association. Un questionnaire a été envoyé par voie postale à chacun des 1300 membres de cette association en février 2011. Celui-ci était nominatif pour permettre la corrélation avec les données cliniques et thérapeutiques.

2 – Questionnaire

Pour assurer un taux de réponse maximal, le questionnaire était délibérément simple et il était possible de le compléter en moins de dix minutes. La première question était « Ressentez-vous actuellement, ou avez-vous ressenti durant ce dernier mois des douleurs ou des maux de tête ? ». Le reste du questionnaire s'appliquait uniquement aux patients ayant répondu positivement à cette première question.

La première partie du questionnaire était dédiée à l'identification de céphalées migraineuses et correspondait à la recherche des critères de l'*International Headache Society (IHS)* pour le diagnostic de migraine stricte (catégorie 1.1 pour la migraine sans aura). Ce questionnaire était similaire à l'auto-questionnaire déjà utilisé lors d'autres études françaises [16] et validé par comparaison avec des entretiens médicaux réalisés par des neurologues expérimentés [24]. La migraine probable (catégorie 1.6.1 de la classification IHS pour la migraine probable sans aura) correspondait à des crises migraineuses remplissant tous les critères diagnostiques pour une migraine sans aura, sauf un.

Les patients répondaient également aux deux questions (comprenant un total de sept items) du questionnaire DN-4 [3] en ce qui concernait les caractéristiques de leurs douleurs. Un score de 1 était attribué pour chaque réponse positive et un score de 0 pour toute réponse négative. Les patients obtenant un score ≥3 étaient considérés comme présentant des douleurs ayant des caractéristiques neuropathiques [3]. Initialement, le questionnaire DN-4 avait été validé en tant qu'hétéro-questionnaire. Une validation complémentaire a été menée et les résultats de l'auto et de l'hétéro-questionnaire pour les sept items d'interrogatoire montraient une excellente cohérence (coefficients kappa de 0.82–0.95; p < 0.001). L'auto-questionnaire DN-4 a ainsi une sensibilité de 81,6% et une spécificité de 85,7% pour une valeur seuil à 3/7, étant alors similaire à celle observée dans l'étude initiale pour la validation du questionnaire administré par un clinicien [4].

Durant le mois d'août 2011, 50 patients avec un score ≥3 sur le DN-4 et 50 patients avec un score<3 ont été choisis aléatoirement. Un entretien téléphonique a été réalisé afin d'être sûr que le questionnaire avait été bien compris et que toutes les caractéristiques douloureuses s'appliquaient bien à une seule et même zone corporelle.

Pour évaluer la sévérité de la douleur et son impact sur la vie quotidienne, le questionnaire concis sur les douleurs (version courte du *Brief Pain Inventory* ; [6]) et le score de dramatisation de Sullivan [39] étaient également utilisés.

Les données médicales (âge de début, durée d'évolution, handicap évalué par le score EDSS (*Expended Disability Status Scale*) et traitement de fond) étaient recueillies en utilisant la base de données de l'association de patients ainsi que la base de données EDMUS (*European database for multiple sclerosis*).

3 – Analyses statistiques

Les variables quantitatives sont résumées selon la moyenne et l'erreur standard (ES). Le lien entre variables catégorielle d'une part et continue d'autre part a été testé à l'aide du test t de Student dans le cas de variables binaires ou, le cas échéant, à l'aide du test de Welch (prenant en compte l'inhomogénéité des variances). Les variables qualitatives sont résumées sous la forme de tableaux de fréquences (spécifiques ou cumulées). Le lien entre variables catégorielles a été testé à l'aide du test du Chi^2 de Pearson ou, le cas échéant, à l'aide du test exact de Fisher. L'ajustement d'un modèle logistique simple a permis d'estimer, lorsque c'était possible (variables binaires), un odds ratio (OR) ainsi que son intervalle de confiance à 95% (95%CI). Pour les différentes variables à expliquer (présence de douleurs, de douleurs neuropathiques, de céphalées et de migraines), des analyses multivariées ont été réalisées par l'ajustement d'un modèle logistique multiple, l'un en forçant la conservation de toutes les variables explicatives (âge, sexe, âge de début de la SEP, durée d'évolution de la SEP, âge au moment de l'enquête et EDSS) et l'autre en mettant en œuvre une procédure de sélection automatique du type pas à pas ascendante. Toutes les analyses statistiques ont été réalisées à l'aide du logiciel SAS pour Windows (SAS v 9.3, SAS institue inc., Cary ; NC, USA). Tous les tests ont été menés en formulation bilatérale avec un risque alpha de première espèce fixé à 0,05. Ces analyses ont été réalisées par le Dr Ouchchane.

III – Résultats

Sur les 1300 questionnaires envoyés, 681 (52,4%) ont été reçus en retour dont 673 (98.8%) étaient exploitables.

1 – Prévalence de la douleur

Un total de 529 patients, ce qui représente une prévalence de 78,6% parmi les répondeurs [95%CI: 75,5–81,7], présentaient des douleurs (Tableau 1). Le sex ratio, la durée d'évolution, l'âge et le score EDSS n'étaient pas différents entre les patients ayant répondu et ceux n'ayant pas retourné le questionnaire. De même, le sex ratio, la durée d'évolution et le score EDSS n'étaient pas différents entre patients présentant des douleurs et ceux n'en ayant pas. Par contre, les patients douloureux étaient significativement plus jeunes que ceux non douloureux (p= 0,007) et la prévalence de la douleur était corrélée statistiquement avec la forme évolutive de la maladie, les formes progressives étant moins pourvoyeuses de douleurs (OR – 0,49 ; 95%CI : 0,28 – 0,85).

Tableau 1

	Population	Répondeurs	Pas de douleur	Douleur	Céphalées	Douleurs avec CN	Autres douleurs
N	1300	673	144	529	361	346	69
Femme : % (n)	78.7 (1023)	79.5 (535)	74.3 (107)	80.9 (428)	83.1 (300)	81.8 (283)	76.8 (53)
Age (ans)	49.3 ± 0.3	49.5 ± 0.5	51.9 ± 1.1	48.9 ± 0.5	46.8 ± 0.6	48.9 ± 0.6	53.2 ± 1.2
Durée d'évolution (ans)	14.1 ± 0.3	14.5 ± 0.4	16.4 ± 1.1	14.0 ± 0.4	12.7 ± 0.5	13.7 ± 0.5	16.4 ± 1.4
EDSS	ND	3.7 ± 0.1	4.0 ± 0.2	3.7 ± 0.1	3.4 ± 0.2	3.7 ± 0.2	4.3 ± 0.4

Caractéristiques démographiques de l'ensemble de la population du « Réseau SEP Auvergne », de l'échantillon des répondeurs et des différents sous-groupes.

Les répondeurs ne sont pas statistiquement différents des non répondeurs.

Les valeurs sont données sous la forme de moyenne ± 1 Erreur Standard (ES)

CN : Caractéristiques neuropathiques

ND : non déterminé (information manquante pour les patients n'ayant pas retourné le questionnaire).

2 – Localisation de la douleur

Parmi les 529 patients douloureux, 361 souffraient de céphalées, soit 53,7% [95%CI: 49,9–57,5] des répondeurs (Tableau 1). Quatre-cent-quatre-vingt-neuf patients souffraient de douleurs autres que des céphalées (72,7%; [95%CI: 69,3–76,1]) et 346 d'entre eux présentaient des douleurs ayant des caractéristiques neuropathiques (CN) (51,5%; [95%CI: 47,6–55,2]). Le sex ratio n'était pas statistiquement différent dans ces différents sous-groupes.

Il est à noter que la douleur, neuropathique ou non, était très fréquemment localisée dans les membres inférieurs, en particulier au niveau des extrémités, alors que les douleurs au niveau du thorax ou de l'abdomen étaient très rares (Tableau 2). Le nombre de zones douloureuses désignées sur le schéma était le plus souvent inférieur ou égal à 2 dans le cas de douleurs sans caractéristiques neuropathiques et supérieur ou égal à 3 dans le cas contraire.

Tableau 2

	Douleurs avec CN (n=347)	Douleurs sans CN (n=143)	Odds Ratio (CI95%)
Score DN-4	4.5 ± 0.1***	1.5 ± 0.1	
Qualificatifs (%)			
Brûlure	59.7***	16.2	7.69 (4.67 – 12.59)
Froid douloureux	44.9***	12.0	6.00 (3.46 – 10.39)
Décharges électriques	72.2***	29.6	6.18 (4.02 – 9.50)
Fourmillements	83.2***	28.2	12.62 (7.95 – 20.02)
Picotements	61.2***	4.2	35.69 (15.32 – 83.15)
Démangeaisons	33.9***	7.0	6.77 (3.43 – 13.38)
Engourdissements	89.9***	49.3	9.11 (5.64 – 14.72)
Localisation (%)			
Tête	38.3***	17.3	2.99 (1.83 – 4.89)
Cou / Epaules	34.6***	14.4	3.16 (1.87 – 5.33)
Membres supérieurs	68.0***	34.5	4.07 (2.68 – 6.17)
Thorax	11.2***	1.4	8.70 (2.07 – 36.53)
Abdomen	12.1	6.5	2.00 (0.94 – 4.22)
Dos	43.8	35.3	1.44 (0.96 – 2.16)
Membres inférieurs	88.5***	75.5	2.55 (1.53 – 4.25)
Zones douloureuses: % (n)			
1	16.1 (56)***	42.7 (61)	0.26 (0.17 – 0.4)
2	25.6 (89)**	38.5 (55)	0.55 (0.36 – 0.83)
3	26.5 (92)***	12.6 (18)	2.51 (1.47 – 4.29)
4 ou plus	31.7 (110)***	6.3 (9)	6.91 (3.66 – 13.04)

Comparaison des patients douloureux présentant ou non des caractéristiques neuropathiques.

Les deux groupes sont différents tant en ce qui concerne les termes du DN-4 qu'ils utilisent pour définir leur douleur, qu'en ce qui concerne les zones douloureuses et leur nombre.

** $p < 0.01$; *** $p < 0.001$; CI95% : intervalle de confiance à 95% (mini – maxi)

3 – Types de douleurs et leurs traitements

3.1 – Céphalées (tableau 3)

Les 361 patients souffrant de céphalées étaient significativement plus jeunes que la population générale (p<0,001) et avaient donc également une durée d'évolution plus courte de leur maladie (p=0,004). Parmi eux, 179 patients (26,6%; [95%CI: 23,3–39,9]) avaient des douleurs répondant à tous les critères IHS pour la migraine, remplissant ainsi la définition pour la migraine stricte et 130 patients supplémentaires (19,3%; [95%CI: 16,3–22,3]) remplissaient tous les critères sauf un, répondant alors à la définition de migraine probable. Ces deux sous groupes n'étaient pas différents en termes d'âge, de sex ratio ou de durée d'évolution de la maladie. La douleur rapportée par les patients ayant une migraine stricte était plus intense que celle des patients ayant une migraine probable. Ces 309 sujets présentant une migraine stricte ou probable étaient plus jeunes que l'échantillon des répondeurs (p<0,001), avaient une durée d'évolution plus courte (p<0,001), ainsi qu'un handicap mesuré par l'EDSS plus bas (p=0,014).

Malgré une fréquence moyenne de 8 jours de céphalées par mois, peu de patients (23 des 309 patients migraineux : 7,4%) prenaient un traitement de fond: 13 sous amitriptyline, 4 sous dihydroergotamine, 2 sous propanolol, 3 sous topiramate et 1 sous indoramine. Pour le traitement des crises, le traitement semblait rarement optimal avec seulement 69 patients (22,3%) recevant un traitement adapté : 63 par anti-inflammatoire non stéroïdien (AINS) et 11 par triptan (certains patients bénéficiant des deux classes thérapeutiques).

Le score moyen de douleur sur l'échelle numérique simple était plus élevé dans le groupe avec migraine que dans le groupe souffrant d'autres types de céphalées. En analyse univariée, les céphalalgiques étaient significativement plus jeunes, avec une durée d'évolution plus courte, un âge de début plus jeune, un EDSS plus faible et avaient plus rarement une forme progressive.

Les analyses ajustées ne retiennent qu'un facteur explicatif qui est un âge élevé protecteur (OR= 0,171 ; 95%CI : 0,084 – 0,349). En ce qui concerne les migraineux, l'analyse univariée retrouve les mêmes facteurs explicatifs que pour les céphalées ainsi que le sexe masculin qui est protecteur. Les analyses ajustées retiennent comme facteurs explicatifs de la migraine qu'un âge élevé est protecteur (OR= 0,322; 95%CI : 0,173 – 0,597) tout comme le fait de présenter une forme progressive (OR= 0,523; 95%CI : 0,307 – 0,889).

Tableau 3

	Migraine (n=309)	Autres céphalées (n=53)	p
Sexe féminin: % (n)	83.5 (258)	81.1 (43)	0.674
Age (ans)	46.2 ± 0.7	50.2 ± 1.7	**0.02**
Durée d'évolution (ans)	12.1 ± 0.5	15.9 ± 1.5	**0.01**
Douleur (/10)	6.0 ± 0.1	4.8 ± 0.3	**<10^{-5}**
Céphalées (jours/mois)	8.4 ± 0.4	7.4 ± 1.0	0.330
EDSS	3.3 ± 0.1	3.7 ± 0.3	0.241
Forme RR	205/260 (78.8%)	26/42 (61.9%)	**0.016**
Traitement par interferon	69/197 (35.0%)	13/38 (34.2%)	0.920

Comparaison des patients céphalalgiques.

Migraines strictes et probables diffèrent uniquement en termes d'intensité de la douleur et sont donc regroupées dans ce tableau. La douleur est significativement plus intense pour les migraines que pour les autres types de céphalées.

Les valeurs sont données sous la forme de moyenne ± 1 Erreur Standard (ES)

3.2 – Douleurs extra-céphaliques : avec ou sans caractéristiques neuropathiques

Quatre-cent-quatre-vingt-neuf patients souffraient de douleurs autres que des céphalées (72,7%; [95%CI: 69,3–76,1]) et 346 d'entre eux présentaient des douleurs ayant des caractéristiques neuropathiques (51,5%; [95%CI: 47,6–55,2]). Il n'existait pas de différence significative entre ce sous-groupe et les autres répondeurs en termes de sex ratio, d'âge, de durée d'évolution ou d'EDSS. Cent-quarante-trois patients présentaient des douleurs sans caractéristiques neuropathiques (score au DN4 ≤ 2/7), correspondant principalement à des douleurs musculo-squelettiques.

En analyse univariée, l'âge, le sexe, l'âge de début, la durée d'évolution de la SEP, l'EDSS et la forme évolutive n'était pas statistiquement différents entre les patients avec ou sans douleurs neuropathiques. Cependant, l'analyse ajustée réalisée en forçant l'ajustement sur toutes ces covariables retrouvait qu'un score EDSS élevé favorisait les douleurs (OR= 4,057; 95%CI :1,427 – 11,536) tandis qu'une forme progressive était protectrice (OR= 0,370 ; 95%CI : 0,163 - 0,839).

Tous les scores de douleur évalués par des échelles numériques simples (plus importante, moindre, moyenne et durant le remplissage du questionnaire) étaient plus importants dans le groupe présentant des douleurs aux caractéristiques neuropathiques (Tableau 4).

Il existait une différence significative entre les patients avec et sans caractéristiques neuropathiques, non seulement en terme d'intensité de la douleur, mais également en terme de qualité de cette douleur. Les sept qualificatifs du DN4 étaient significativement plus utilisés par les personnes ayant des douleurs aux caractéristiques neuropathiques (Tableau 2). Deux qualificatifs semblent se démarquer dans cette population : 'fourmillements' et 'picotements' obtenaient les odds ratio les plus importants.

Tableau 4

	Douleurs avec CN (n=346)	Douleurs sans CN (n=143)	p
Sexe féminin : % (n)	81.8 (283)	77.6 (111)	0.284
Age (ans)	48.9 ± 0.6	50.7 ± 1.1	0.162
Durée d'évolution (ans)	13.7 ± 0.5	15.3 ± 0.9	0.122
EDSS	3.7 ± 0.1	3.8 ± 0.2	0.365
Forme RR (%)	73.4	67.2	0.211
Migraine : % (n)	62.0 (215)	42.7 (61)	**9.10-5**
Douleur la plus forte (/10)	7.4 ± 0.1	6.2 ± 0.2	**<10-5**
Douleur moyenne (/10)	4.9 ± 0.1	4.1 ± 0.2	**4.10-4**
Soulagement apporté par les traitements (%)	43.9 ± 1.6	45.4 ± 2.7	0.632

A - Comparaison des patients présentant des douleurs autres que des céphalées, avec ou sans caractéristiques neuropathiques (CN).

	Migraine + douleurs avec CN (n=215)	Pas de migraine + douleurs avec CN (n=132)	Migraine + douleurs sans CN (n=61)	Pas de migraine + douleurs sans CN (n=82)
Douleur la plus forte (/10)	7.8 ± 0.1	6.9 ± 0.2	6.2 ± 0.3	6.2 ± 0.3
Douleur moyenne (/10)	5.2 ± 0.1	4.5 ± 0.2	4.0 ± 0.3	4.1 ± 0.3
Soulagement lié aux traitements (%)	45.2 ± 2.0	41.5 ± 2.7	47.9 ± 3.9	43.5 ± 3.7

B - Intensité de la douleur dans les quatre sous-groupes créés en fonction de la présence ou non de migraine et de douleurs aux caractéristiques neuropathiques (CN).

Les valeurs sont données sous la forme de moyenne ± 1 Erreur Standard (ES)

Pour assurer la validité des réponses obtenues pour l'auto-questionnaire DN4, 50 sujets ayant obtenus un score ≥ 3/7 et 50 sujets avec un score < 3/7 ont été choisis de manière randomisée et un entretien téléphonique a été réalisé. Une douleur avec des caractéristiques neuropathiques a été confirmée pour 39 des 50 patients ayant obtenu un score ≥ 3/7 à l'auto-questionnaire et découverte pour 8 des patients ayant eu un score < 3/7. Ainsi, les résultats de l'auto-questionnaire et de l'entretien téléphonique réalisé par un médecin, permettant de préciser les consignes, montraient une bonne cohérence (coefficient kappa à 0,62). L'auto-questionnaire postal entraine possiblement une légère surestimation de la prévalence des douleurs neuropathiques, mais celle-ci est très limitée.

De façon surprenante, seuls 78 des 347 patients (22,5%) présentant des douleurs aux caractéristiques neuropathiques recevaient un traitement spécifique de ce type de douleur (59 traités par antiépileptiques, 20 sous antidépresseurs tricycliques, 7 sous venlafaxine, 5 sous duloxetine, certains recevant à la fois un antiépileptique et un antidépresseur à visée antalgique), tandis que les autres recevaient des traitements antalgiques conventionnels des trois paliers définis par l'Organisation Mondiale de la Santé (dont 44 recevant un traitement de palier 2, parmi lesquels 26 recevaient du tramadol et 3 patients recevant un palier 3), des benzodiazépines ou des anti spastiques.

4 – Comorbidités

Parmi les patients présentant des douleurs autres que des céphalées, la proportion de patients migraineux était significativement plus importante dans le groupe des patients ayant des douleurs aux caractéristiques neuropathiques (Tableau 4A). Les douleurs neuropathiques et les migraines étaient également statistiquement associées en prenant en compte l'ensemble des 530 patients douloureux ($p = 0,019$). Il existe très peu de patients présentant une migraine stricte et ayant une douleur sans caractéristiques neuropathiques (Tableau 4B). Tous les scores de douleurs évalués par une échelle numérique simple (la plus intense, la plus faible, moyenne, durant le remplissage du questionnaire) étaient significativement plus importants dans le groupe souffrant à la fois de migraines et de douleurs neuropathiques.

5 – Impact de la douleur

Les patients présentant des douleurs aux caractéristiques neuropathiques indiquaient que leur douleur interférait significativement sur l'humeur, le travail habituel, le sommeil et le gout de vivre. Le score de dramatisation était également plus important pour ces patients (Tableau 5A).

Pour tous ces paramètres, l'impact le plus marqué sur la vie quotidienne était observé pour le sous-groupe de patients souffrant à la fois de migraine et de douleurs aux caractéristiques neuropathiques (Tableau 5B).

Tableau 5

	Douleurs avec CN (n=346)	Douleurs sans CN (n=143)	P
Activité générale (/10)	6.2 ± 0.1	5.8 ± 0.3	0.228
Humeur (/10)	5.6 ± 0.1	4.9 ± 0.2	**0.012**
Capacité à marcher (/10)	6.3 ± 0.2	6.0 ± 0.3	0.368
Travail habituel (/10)	6.7 ± 0.1	6.0 ± 0.3	**0.023**
Relations aux autres (/10)	4.5 ± 0.2	3.9 ± 0.3	0.055
Sommeil (/10)	5.0 ± 0.2	4.1 ± 0.3	**0.006**
Goût de vivre (/10)	4.6 ± 0.2	3.9 ± 0.3	**0.033**
Dramatisation (/52)	24.5 ± 0.7	20.0 ± 1.1	**8.10^{-4}**

A- Comparaison des patients douloureux, avec ou sans caractéristiques neuropathiques (CN), en ce qui concerne le retentissement de la douleur sur différents paramètres de qualité de vie (évaluée par la BPI).

	Migraine + douleurs avec CN (n=215)	Pas de migraine + douleurs avec CN (n=132)	Migraine + douleurs sans CN (n=61)	Pas de migraine + douleurs sans CN (n=82)
Activité générale (/10)	6.3 ± 0.2	6.0 ± 0.2	5.3 ± 0.4	6.1 ± 0.4
Humeur (/10)	5.9 ± 0.2	5.2 ± 0.2	5.0 ± 0.4	4.8 ± 0.3
Capacité à marcher (/10)	6.2 ± 0.2	6.4 ± 0.3	5.2 ± 0.5	6.6 ± 0.3
Travail habituel (/10)	6.7 ± 0.2	6.7 ± 0.2	5.5 ± 0.4	6.4 ± 0.3
Relations aux autres (/10)	4.7 ± 0.2	4.1 ± 0.3	3.8 ± 0.4	4.0 ± 0.3
Sommeil (/10)	5.4 ± 0.2	4.4 ± 0.3	4.3 ± 0.4	3.9 ± 0.4
Goût de vivre (/10)	4.8 ± 0.2	4.2 ± 0.3	3.7 ± 0.4	4.1 ± 0.4
Dramatisation (/52)	25.9 ± 0.9	22.1 ± 1.0	19.7 ± 1.8	20.3 ± 1.5

B- Retentissement de la douleur sur la qualité de vie dans les quatre sous-groupes créés en fonction de la présence ou non de migraine et de douleurs aux caractéristiques neuropathiques (CN).

Les valeurs sont données sous la forme de moyenne ± 1 Erreur Standard (ES)

6 – Traitements de fond

Les données concernant les traitements de fond de la SEP utilisés au moment du questionnaire ont pu être obtenues pour 401 patients (Tableau 6). Ce sous-groupe de patients pour lequel le traitement était connu ne différait pas de l'ensemble des répondeurs en ce qui concerne l'âge au moment de l'enquête (48,4 ± 0,6 ans), la durée d'évolution (14,6 ± 0,5 ans), l'EDSS (3,6 ± 0,1) ou le sex ratio (78,1% de femmes). Cent-quarante-huit patients ne recevaient aucun traitement de fond (36,9%). Cent-soixante-quinze patients (43,6%) recevaient un traitement de fond de première ligne par immunomodulateur (interféron béta ou acétate de glatiramère).

Tableau 6

Patients dont le traitement de fond est connu	401
Pas de traitement	148
Acétate de glatiramère	55
Beta 1 a interferon (intramusculaire)	47
Beta 1 a interferon (sous-cutané)	37
Beta 1 b interferon	36
Natalizumab	31
Methotrexate	27
Essais cliniques (firategrast®, laquinimod®, teriflunomide®)	7
Cyclophosphamide	5
Micophenolate mofetil	4
Mitoxantrone	3
Methylprednisolone	1

Traitements de fond de la SEP reçus par les patients répondeurs, au moment de l'enquête.

Les patients recevant un traitement par interféron béta ou par acétate de glatiramère n'étaient pas différents entre eux en termes de sex ratio, d'âge, d'EDSS, de prévalence de la douleur, de céphalées, de migraines ou de douleurs aux caractéristiques neuropathiques. L'ensemble de ces patients recevant un traitement de première ligne était significativement plus jeune que les patients recevant un autre type de traitement ou ne recevant pas de traitement et ils avaient un EDSS plus faible (Figure 4). Les patients traités par interféron souffraient plus souvent de céphalées que les autres patients (OR = 2,3 ; 95%CI = 1,31 – 4,18). Une différence significative concernant la prévalence des céphalées et des migraines était retrouvée entre les patients recevant un traitement par interféron et ceux ne recevant pas de traitement (p=0,003). Il existait une tendance non significative à l'augmentation des céphalées et des migraines lors de la comparaison des patients recevant un interféron et ceux recevant un autre traitement.

Figure 4

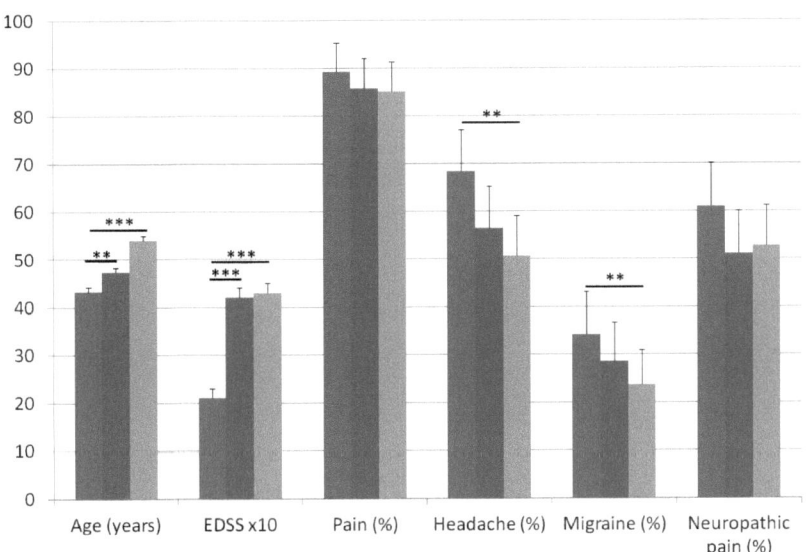

Impact des traitements de fond de la SEP sur la douleur.
Comparaison de l'âge (en années ; moyenne ± 1 Erreur Standard (ES)), de l'EDSS (moyenne ± 1 ES), des douloureux (en pourcent ± IC95%), des céphalalgiques (en pourcent ± IC95%), des migraineux (en pourcent ± IC95%) et des patients présentant des douleurs aux caractéristiques neuropathiques (en pourcent ± IC95%).
En bleu : 120 patients recevant un interféron
En rouge : 133 patients recevant un autre traitement de fond
En vert : 148 patients ne recevant pas de traitement de fond
Toutes les comparaisons entre groupes ont été faites deux à deux et sont représentées lorsqu'elles sont significatives (** si $p < 0.01$ et *** si $p < 0.001$).

7 – Forme évolutive de la maladie

La forme évolutive de la maladie était connue pour 554 des patients répondeurs. Trois-cent-quatre-vingt d'entre eux (68,6%) présentaient une forme récurrente rémittente (RR), 123 (22,2%) une forme secondairement progressive (SP) et 51 (9,2%) une forme progressive primaire (PP).

Les patients pour lesquels la forme évolutive était connue ne différaient pas des autres patients répondeurs en ce qui concerne l'âge (49,0 ± 0,5 ans), la durée d'évolution (14,6 ± 0,5 ans), le sex ratio (79,4% de femmes) et l'EDSS (3,7 ± 0,1).

La forme évolutive de la SEP et la douleur sont corrélées (Tableau 7). En effet, la proportion de patients douloureux est plus importante parmi ceux ayant une SEP-RR, que parmi les patients ayant une forme progressive (SP ou PP). La différence la plus importante concerne les céphalées. La douleur en général est plus fréquente chez les patients les plus jeunes, qui ont également une durée d'évolution plus courte et un EDSS plus bas.

En analyse multivariée faisant intervenir l'âge au moment du questionnaire, l'âge au début de la maladie, la durée d'évolution, le sexe, l'EDSS et la forme évolutive, seule la forme évolutive restait un facteur explicatif de la douleur. Les formes progressives sont significativement moins associées à la présence de douleur (OR = 0,49 ; IC95% : 0,28 – 0,85).

Tableau 7

	RR (n=380)	SP + PP (n=123+51)	p
Age (ans)	45.0 ± 0.6	58.0 ± 0.7	<10-5
Sexe féminin: % (n)	81.3 (309)	82.1 (101)	0.103
Durée d'évolution (ans)	11.7 ± 0.4	22.8 ± 0.8	<10-5
EDSS (/10)	2.3 ± 0.1	6.3 ± 0.1	<10-5
Douloureux: % (n)	83.7 (318)	71.5 (88)	0.002
Migraineux : % (n)	53.9 (205)	32.2 (56)	<10-5
Douleurs avec CN : % (n)	55.8 (212)	44.7 (55)	0.012

Comparaison des patients en fonction de la forme évolutive de leur SEP.
PP: progressive primaire ; RR: récurrente rémittente ; SP: secondairement progressive
Les valeurs sont données sous la forme de moyenne ± 1 Erreur Standard (ES)

8 – Durée d'évolution de la maladie

La date de début de la maladie était connue pour 569 patients, permettant de calculer la durée d'évolution de la SEP. Les patients pour lesquels cette donnée était disponible n'étaient pas différents du reste de l'échantillon en ce qui concernait l'âge (49,3 ± 0,5 ans), le sex ratio (79,8%), l'EDSS (3,7 ± 0,1) ou le pourcentage de douloureux (79,8%). La prévalence de la douleur diminuait de façon significative avec la durée d'évolution de la maladie, les maladies les plus récentes étant celles les plus souvent associées à des douleurs (Tableau 8). Cette diminution était particulièrement nette pour les céphalées, les migraines et les douleurs aux caractéristiques neuropathiques. Au contraire, les douleurs extracéphaliques sans caractéristiques neuropathiques (douleurs musculo-squelettiques principalement) avaient tendance à augmenter avec la durée d'évolution de la maladie.

Tableau 8

	Moins de 10 ans (n=208)	10 à 19 ans (n=214)	Plus de 20 ans (n=147)
Douleurs % (n)	83,7 (174)	78,5 (168)	76,2 (112)
Céphalées % (n)	61,5 (128)	57,5 (123)	39,5 (58)
Migraines % (n)	54,3 (113)	50,9 (109)	28,6 (42)
Douleurs avec CN % (n)	55,8 (116)	53,3 (114)	46,9 (69)
Douleurs sans CN % (n)	19,7 (41)	20,6 (44)	23,1 (34)

Comparaison des patients en fonction de la durée d'évolution de la SEP.
La prévalence de la douleur en général et des douleurs aux caractéristiques neuropathiques ainsi que des céphalées est inversement proportionnelle à la durée d'évolution de la maladie.

IV - Discussion

1 – Considérations générales

Les résultats de cette enquête postale, intéressant une large population de patients présentant une sclérose en plaques, confirment la très grande prévalence de la douleur dans la SEP. En effet, plus de 75% des patients déclarent avoir eu des douleurs durant le mois précédent et les céphalées concernent la moitié des patients SEP, ce qui est comparable aux résultats de la littérature [7,10,15,26].

Parmi les patients céphalalgiques, plus d'un quart de la population des répondeurs remplissaient l'ensemble des critères IHS pour définir une migraine stricte et 20% supplémentaire remplissaient tous les critères IHS sauf un, répondant alors à la définition de migraine probable. Plus de 50% des patients rapportaient des douleurs aux caractéristiques neuropathiques. De plus, la proportion de migraineux était significativement plus importante dans le groupe de patients souffrant de douleurs aux caractéristiques neuropathiques.

La prévalence de la SEP en Auvergne, région concernée par cette étude, est proche de la prévalence nationale, soit 95 pour 100 000 habitants [12,46]. Avec une population d'un peu moins de 1 350 000 habitants, le nombre attendu de patients présentant une sclérose en plaques est de 1 283. Avec ses 1300 membres, l'association « Réseau SEP Auvergne » comprend la quasi-totalité des patients auvergnats ayant reçus un diagnostic de SEP. Il est donc possible de considérer que le questionnaire a bien été adressé à une population générale de patients. Une limite de ce type d'enquête par questionnaire postal vient du taux de réponse souvent faible avec cette méthodologie. Avec un taux de réponse supérieur à 50% et des non-répondeurs qui ne sont pas différents des répondeurs en ce qui concerne l'âge, le sexe ou la durée d'évolution, nos données permettent une analyse de qualité d'une population générale de patients présentant une SEP.

Dans cette enquête, une surestimation de la prévalence de la douleur est cependant possible, en raison du biais de sélection lié aux non répondeurs. En effet, le taux de réponse est toujours plus important parmi les personnes qui se sentent concernées, c'est-à-dire les patients douloureux dans la présente étude. Néanmoins, même si l'on considère que l'ensemble des patients n'ayant pas répondu ne présentent aucune douleur, la prévalence minimale de la douleur est tout de même de 40,6%, ce qui en fait l'un des symptômes associés à la SEP les plus fréquents.

La prévalence de la douleur est comparable à la prévalence rapportée dans les études utilisant une méthodologie similaire (questionnaire postal), c'est-à-dire entre 44% et 92% [8,9,15,29,30,41]. Nos résultats sont également très proches de ceux d'une autre étude française, s'intéressant à des SEP débutantes, et qui retrouvait une prévalence de 73,5% [5]. De plus, nous avons trouvé une prévalence de la douleur qui décroit avec la durée d'évolution de la maladie, ce qui était déjà suggéré par plusieurs études de grande ampleur [8,15,37,41], ainsi que par l'étude de Brochet et collaborateurs qui s'intéressait aux deux premières années de la maladie [5]. Cependant, d'autres études n'avait pas retrouvé ce lien [9,17,18,29] et cette corrélation restait débattue. Cette diminution de la prévalence de la douleur avec l'âge correspondait à la diminution des céphalées et des douleurs aux caractéristiques neuropathiques, tandis que les douleurs de type musculo-squelettique avaient tendance à devenir plus fréquentes, ce qui est attendu avec le vieillissement global de l'organisme.

2 – Migraine, douleurs neuropathiques et SEP sont comorbides

Les céphalées constituent le symptôme douloureux le plus souvent rapporté par la population générale d'adultes, avec une prévalence de 50% selon une revue européenne récente, dont 15% de migraines [38]. Nos résultats montrent une proportion de patients SEP souffrant de céphalées qui est du même ordre (53,7%), ce qui est concordant avec les résultats de la littérature retrouvant dans trois études une prévalence de 57% [7,26,35]. La prévalence de la migraine stricte ou probable a été estimée à 21,3% de la population générale, dans une étude large menée en France [21]. Dans notre étude, la prévalence de la migraine est de 26,6% pour la migraine stricte et de 45,8% en incluant la migraine probable. Ces résultats sont en accord avec la prévalence rapportée par d'autres auteurs, soit entre 21% et 35% [7,23,26,32,34,36,43]. Deux études se sont intéressées aux migraines stricte et probable et retrouvent ainsi une prévalence de 49,8% dans une population italienne de SEP-RR et 55,7% dans une population new-yorkaise de SEP, soit légèrement supérieure à celle retrouvée dans notre étude [19,44]. La prévalence minimale des céphalées dans notre échantillon est de 27,8% (361/1300). Notre étude confirme donc les données de la littérature et indique bien une plus grande prévalence des céphalées et surtout des migraines, lorsqu'on compare patients SEP et population générale. Enfin, pour ce qui est de la durée d'évolution de la maladie, la prévalence des céphalées et des migraines décroît avec la durée, passant de plus de 60% pour les formes évoluant depuis moins de 10 ans à moins de 40% pour les formes ayant débuté depuis plus de 20 ans. Cette décroissance, probablement expliquée en grande partie par des facteurs hormonaux, est du même ordre dans la population générale française, puisque la prévalence des migraines est de 26,6% avant 55 ans puis de 11,1% au-delà de l'âge de 55ans [21].

Le lien entre SEP et migraine pourrait s'expliquer de différentes façons. La première possibilité serait que les migraines sont directement attribuables à la

SEP (migraines secondaires). Plusieurs études suggèrent ce phénomène, causé par des lésions du tronc cérébral [13,42]. Le second mécanisme pourrait être que le fait d'être migraineux est un facteur de risque de développer une SEP. Deux études ont évoqué cette possibilité [20,48]. La deuxième, menée sur une population de plus de 100 000 infirmières, a permis de calculer un risque relatif de 1,39 de développer une SEP chez une migraineuse, par comparaison avec une non-migraineuse. Bien que statistiquement significative, cette différence est minime en terme de risque absolu. La troisième possibilité serait l'existence d'un facteur de risque commun pour la migraine et la SEP. Certains éléments peuvent le suggérer. En effet, ces deux pathologies partagent certains points communs, en particulier le fait de débuter majoritairement chez des femmes jeunes et de comprendre dans leur physiopathologie une inflammation du système nerveux central. La quatrième possibilité serait que l'inflammation induite par la migraine et l'inflammation induite par la SEP pourraient se potentialiser l'une l'autre. En effet, une inflammation corticale existe très précocement dans l'évolution de la SEP et elle est associée à une inflammation méningée [22,33]. Cette inflammation pourrait contribuer à l'initiation de la migraine et/ou favoriser une activité migraineuse plus intense, chez des sujets prédisposés.

Avec une prévalence des douleurs aux caractéristiques neuropathiques de 51,5%, nos résultats sont en faveur d'une prévalence de ce type de douleur plus importante que ne le suggère la littérature. Cette prévalence a été estimée à 27,5% et 29% dans deux études [29,37]. O'Connor et ses collaborateurs ont proposé une classification des douleurs neuropathiques [27]. Ils divisent ces douleurs en « douleurs neuropathiques centrales continues » dont font partie les douleurs dysesthésiques des extrémités et en « douleurs neuropathiques centrales intermittentes » telles que le signe de Lhermitte ou la névralgie du trijumeau. Le type de douleur neuropathique le plus fréquent correspond aux douleurs des extrémités dont la prévalence estimée dans une large étude était de 18% [37]. L'entretien téléphonique a permis de confirmer les résultats obtenus grâce à l'auto-questionnaire DN4, même si une discrète surestimation est probable. Il faut cependant noter que la vérification téléphonique a été réalisée six mois après le questionnaire postal. L'évolution naturelle des douleurs et la prise en charge thérapeutique éventuellement mise en place dans l'intervalle, ont pu réduire la prévalence des douleurs. Ainsi, le coefficient de corrélation entre questionnaire postal et questionnaire téléphonique aurait probablement était bien meilleur en réalisant les deux versions au même moment.

La prévalence des douleurs chroniques aux caractéristiques neuropathiques a été estimée à 6,9% de la population générale en France [4]. Dans notre enquête, 51,5% de l'échantillon des répondeurs avait des douleurs aux caractéristiques neuropathiques, ce qui correspond à un minimum de 26,5% de l'ensemble des patients, même si aucun des non-répondeurs ne présentaient de douleurs. Dans la population générale, il a été montré que la prévalence de la douleur chronique augmente avec l'âge. Dans une grande enquête en population générale, la prévalence de la douleur chronique était inférieure à 25% pour les personnes âgées de moins de 50 ans, et supérieure à 40% au-delà. Similairement, la prévalence de la douleur neuropathique était dans cette étude aux alentours de 5% avant l'âge de 50 ans et proche de 9% pour les plus âgés [4]. D'après nos résultats, la forme évolutive est un facteur explicatif fort de la prévalence des douleurs, les formes progressives étant moins souvent associées à des douleurs. Cela avait déjà été noté dans deux études très larges [15,37]. Il est donc possible de se demander si la douleur en général et la douleur neuropathique en particulier ne sont pas favorisées par la phase inflammatoire de la maladie. Une manière de le vérifier serait de corréler le taux annualisé de poussées, qui est un reflet de l'activité inflammatoire, avec la prévalence des douleurs. Malheureusement, cette approche n'a pas été possible dans notre enquête et serait à réaliser de manière prospective sur un suivi de cohorte. Il existe donc une différence de prévalence entre patients SEP et population générale qui est majeure, et la douleur neuropathique semble sous-diagnostiquée et insuffisamment traitée de manière adaptée.

Certains termes du DN-4 utilisés pour décrire la douleur, comme engourdissement ou picotements, sont fréquemment choisis par les patients SEP douloureux, même s'ils n'ont aucune douleur neuropathique. En effet, une gêne sensorielle, qui peut-être causée par les lésions centrales à des niveaux variés, est fréquente dans le cadre de cette pathologie, sans être systématiquement douloureuse. Ainsi, le score moyen au DN-4 pour les patients sans douleurs neuropathiques était de 1,5 ± 0,7, alors que ce score était de 0,8 ± 0,7 dans une large cohorte de patients douloureux chroniques sans douleur neuropathique [4]. La cotation du DN-4 parmi l'ensemble des patients douloureux chroniques et parmi les patients SEP est différente, comme illustré sur la figure 5.

Figure 5

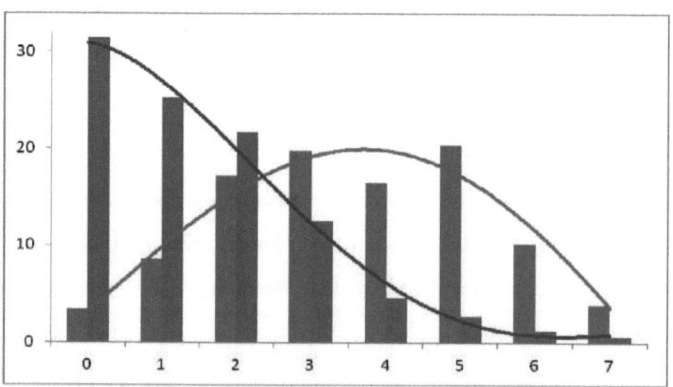

Distribution du score DN4 pour les 489 patients ayant des douleurs autres que des céphalées (en bleu), comparée à la distribution du score DN4 dans la population générale présentant des douleurs chroniques (en rouge) (Bouhassira et al., 2008).

Un score ≥3/7 correspond à une douleur ayant des caractéristiques neuropathiques.

Il a été montré récemment que le caractère neuropathique des douleurs est un facteur indépendant conduisant à une altération de la qualité de vie [1]. Nos données confirment, dans la population spécifique des patients SEP, que la douleur aux caractéristiques neuropathiques avait un impact plus négatif que les autres types de douleur.

Osterberg a suggéré que des lésions du faisceau spino-thalamo-cortical étaient une condition nécessaire au développement d'une douleur neuropathique [28]. Cependant, la très forte prévalence des douleurs aux caractéristiques neuropathiques pourrait s'expliquer par la physiopathologie de la maladie. En effet, toutes les structures du système nerveux central qui ont un rôle dans l'acheminement et le traitement des informations sensitives peuvent être altérées par des lésions démyélinisantes ou dégénératives. Ainsi, la douleur neuropathique peut être induite par désafférentation, création d'éphapses ou altération des mécanismes de contrôle. Il semble donc possible que plusieurs mécanismes puissent être à l'origine du développement d'une douleur neuropathique centrale, notamment par l'atteinte du tronc cérébral et de la substance grise périaqueducale [34]. Une association entre céphalées aux caractéristiques migraineuses et présence d'une lésion inflammatoire mésencéphalique a également été montrée [13]. Cette même zone joue aussi un rôle majeur dans les contrôles inhibiteurs diffus induits par des stimulations nociceptives (CIDN) [45,47]. Des études s'intéressant à corréler l'existence de lésions du tronc cérébral avec les caractéristiques douloureuses et l'atteinte éventuelle des CIDN permettraient probablement des avancées sur la compréhension de la physiopathologie de ces douleurs.

Une hypothèse selon laquelle la migraine pourrait constituer un syndrome douloureux neuropathique a été émise [2]. Cependant, cette étude est, à notre connaissance, la première à montrer une corrélation entre migraine et douleur neuropathique. Une publication récente a néanmoins déjà mis en évidence une corrélation entre la migraine et plusieurs autres types de douleurs telles que le signe de Lhermitte, les névralgies occipitales et trigéminales, les douleurs faciales et de l'articulation temporo-mandibulaire et le syndrome des jambes sans repos, qui sont 2 à 5 fois plus fréquents chez les patients migraineux que chez les patients ne présentant pas de céphalées [19]. Ces résultats peuvent suggérer un mécanisme physiopathologique commun, sous-tendant ces différents types de douleur.

4 – Traitements de la douleur dans le cadre de la SEP

D'après les données que nous avons recueillies, il existe un manque de traitements adaptés, ce qui avait également été noté récemment dans une étude italienne, dans laquelle les auteurs constataient une prise en charge antalgique moins souvent optimale chez les patients SEP que dans un groupe contrôle [44]. Dans notre étude, moins de 10% des patients migraineux bénéficiaient d'un traitement de fond et moins d'un quart avaient un traitement de crise adapté. Similairement, moins du quart des patients ayant des douleurs aux caractéristiques neuropathiques recevait un traitement spécifique.

Il est licite de se demander si les médecins généralistes et les neurologues en charge de ces patients SEP explorent avec suffisamment de soins les caractéristiques douloureuses, afin de proposer les traitements les plus adaptés. En effet, les douleurs neuropathiques sont fréquentes, mais souvent associées à des douleurs non neuropathiques, de type musculo-squelettique (dont des douleurs liées à la spasticité). Un interrogatoire et un examen physique minutieux sont donc indispensables pour juger de la part de chaque mécanisme dans la genèse des douleurs et proposer le traitement le plus adapté. Les pratiques régionales montrent que la plupart des neurologues ont, durant leur consultation, une réflexion qui est plus centrée sur le choix du traitement de fond, l'évaluation de son efficacité et de ses éventuels effets indésirables, que sur la discussion des traitements antalgiques. Dans le même temps, la plupart des médecins généralistes sont peu habitués à la prise en charge de patients SEP et n'osent pas modifier la prescription de traitements faite par le neurologue. Ainsi, ils ne prennent pas la décision d'introduire un traitement antalgique spécifique dans cette population de patients. Pour certains des patients ne recevant pas de traitement antalgique adapté, plusieurs drogues ont parfois déjà été essayées sans succès ou bien ont été stoppées en raison d'effets indésirables. Peu d'études sur les traitements antalgiques ont été conduites spécifiquement chez les patients présentant une SEP, posant la question de l'existence de spécificités liées à la maladie. La plupart des traitements préconisés sont donc utilisés par extrapolation des résultats d'études concernant d'autres populations de patients. En ce qui concerne les douleurs neuropathiques, l'utilisation de certains anti-dépresseurs ou anti-épileptiques est recommandée. Pour les migraines, le traitement de crise doit reposer en première intention sur les anti-inflammatoires non stéroïdiens ou les triptans.

Il est à noter que nous n'avons pas pris en compte les mesures antalgiques non médicamenteuses (kinésithérapie, relaxation, stimulation électrique transcutanée). Or, celles-ci peuvent avoir un rôle majeur dans la prise en charge des douleurs et ne sont pas à négliger. Elles sont complémentaires de l'approche médicamenteuse.

Enfin, il est important de rappeler que la SEP peut entraîner des symptômes multiples. L'atteinte motrice, la fatigue, le retentissement fréquent sur l'humeur (dépression), les troubles sexuels, uro-digestifs ou cognitifs sont évidemment à prendre en compte. Il est cependant nécessaire de consacrer un peu de temps à la prise en charge de la douleur.

V - Conclusion

Cette enquête confirme que la douleur est un problème majeur dans la sclérose en plaques, qui est probablement sous-diagnostiqué en pratique quotidienne et insuffisamment pris en compte pour choisir un traitement symptomatique optimal. Les résultats apportent deux informations nouvelles :
- Les douleurs neuropathiques et la migraine sont associées, pouvant suggérer un mécanisme physiopathologique commun,
- Les douleurs neuropathiques et les céphalées sont très fréquentes dès le début de la maladie et tendent à diminuer avec l'évolution de la maladie. Les formes progressives, dans lesquelles l'inflammation centrale est moindre, sont moins pourvoyeuses de douleurs.

Des études physiopathologiques et thérapeutiques spécifiques sont nécessaires pour prendre en compte les spécificités des douleurs associées à la SEP. L'utilisation de nouvelles techniques, telles que la stimulation magnétique trans-crânienne, pourrait permettre d'avancer sur la piste de la meilleure compréhension et du traitement de ces douleurs.

Bibliographie

[1] Attal N, Lanteri-Minet M, Laurent B, Fermanian J, Bouhassira D. The specific disease burden of neuropathic pain: results of a French nationwide survey. Pain 2011;152:2836–2843.

[2] Biondi DM. Is migraine a neuropathic pain syndrome? Curr Pain Headache Rep 2006;10:167–178.

[3] Bouhassira D, Attal N, Alchaar H, Boureau F, Brochet B, Bruxelle J, Cunin G, Fermanian J, Ginies P, Grun-Overdyking A, Jafari-Schluep H, Lantéri-Minet M, Laurent B, Mick G, Serrie A, Valade D, Vicaut E. Comparison of pain syndromes associated with nervous or somatic lesions and development of a new neuropathic pain diagnostic questionnaire (DN4). Pain 2005;114:29–36.

[4] Bouhassira D, Lantéri-Minet M, Attal N, Laurent B, Touboul C. Prevalence of chronic pain with neuropathic characteristics in the general population. Pain 2008;136:380–387.

[5] Brochet B, Deloire MSA, Ouallet J-C, Salort E, Bonnet M, Jové J, Petry KG. Pain and quality of life in the early stages after multiple sclerosis diagnosis: a 2-year longitudinal study. Clin J Pain 2009;25:211–217.

[6] Cleeland CS, Ryan KM. Pain assessment: global use of the Brief Pain Inventory. Ann. Acad. Med. Singap. 1994;23:129–138.

[7] D'Amico D, La Mantia L, Rigamonti A, Usai S, Mascoli N, Milanese C, Bussone G. Prevalence of primary headaches in people with multiple sclerosis. Cephalalgia 2004;24:980–984.

[8] Ehde DM, Gibbons LE, Chwastiak L, Bombardier CH, Sullivan MD, Kraft GH. Chronic pain in a large community sample of persons with multiple sclerosis. Mult. Scler. 2003;9:605–611.

[9] Ehde DM, Osborne TL, Hanley MA, Jensen MP, Kraft GH. The scope and nature of pain in persons with multiple sclerosis. Mult. Scler. 2006;12:629–638.

[10] Foley PL, Vesterinen HM, Laird BJ, Sena ES, Colvin LA, Chandran S, Macleod MR, Fallon MT. Prevalence and natural history of pain in adults with multiple sclerosis: Systematic review and meta-analysis. Pain 2013;154:632–642.

[11] Fromont A, Binquet C, Sauleau E, Fournel I, Despalins R, Rollot F, Weill A, Clerc L, Bonithon-Kopp C, Moreau T. National estimate of multiple sclerosis incidence in France (2001-2007). Mult. Scler. 2012;18:1108–1115.

[12] Fromont A, Binquet C, Sauleau EA, Fournel I, Bellisario A, Adnet J, Weill A, Vukusic S, Confavreux C, Debouverie M, Clerc L, Bonithon-Kopp C, Moreau T. Geographic variations of multiple sclerosis in France. Brain 2010;133:1889–1899.

[13] Gee JR, Chang J, Dublin AB, Vijayan N. The association of brainstem lesions with migraine-like headache: an imaging study of multiple sclerosis. Headache 2005;45:670–677.

[14] Grasso MG, Clemenzi A, Tonini A, Pace L, Casillo P, Cuccaro A, Pompa A, Troisi E. Pain in multiple sclerosis: a clinical and instrumental approach. Mult. Scler. 2008;14:506–513.

[15] Hadjimichael O, Kerns RD, Rizzo MA, Cutter G, Vollmer T. Persistent pain and uncomfortable sensations in persons with multiple sclerosis. Pain 2007;127:35–41.

[16] Henry P, Auray JP, Gaudin AF, Dartigues JF, Duru G, Lantéri-Minet M, Lucas C, Pradalier A, Chazot G, El Hasnaoui A. Prevalence and clinical characteristics of migraine in France. Neurology 2002;59:232–237.

[17] Indaco A, Iachetta C, Nappi C, Socci L, Carrieri PB. Chronic and acute pain syndromes in patients with multiple sclerosis. Acta Neurol (Napoli) 1994;16:97–102.

[18] Kalia LV, O'Connor PW. Severity of chronic pain and its relationship to quality of life in multiple sclerosis. Mult. Scler. 2005;11:322–327.

[19] Kister I, Caminero AB, Monteith TS, Soliman A, Bacon TE, Bacon JH, Kalina JT, Inglese M, Herbert J, Lipton RB. Migraine is comorbid with multiple sclerosis and associated with a more symptomatic MS course. J Headache Pain 2010;11:417–425.

[20] Kister I, Munger KL, Herbert J, Ascherio A. Increased risk of multiple sclerosis among women with migraine in the Nurses' Health Study II. Mult. Scler. 2012;18:90–97.

[21] Lucas C, Chaffaut C, Artaz M-A, Lantéri-Minet M. FRAMIG 2000: medical and therapeutic management of migraine in France. Cephalalgia 2005;25:267–279.

[22] Lucchinetti CF, Popescu BFG, Bunyan RF, Moll NM, Roemer SF, Lassmann H, Brück W, Parisi JE, Scheithauer BW, Giannini C, Weigand SD, Mandrekar J, Ransohoff RM. Inflammatory cortical demyelination in early multiple sclerosis. N. Engl. J. Med. 2011;365:2188–2197.

[23] Martinelli Boneschi F, Colombo B, Annovazzi P, Martinelli V, Bernasconi L, Solaro C, Comi G. Lifetime and actual prevalence of pain and headache in multiple sclerosis. Mult. Scler. 2008;14:514–521.

[24] Michel P, Dartigues JF, Henry P, Tison S, Auriacombe S, Brochet B, Vivares C, Salamon R. Validity of the International Headache Society criteria for migraine. GRIM. Groupe de Recherche Interdisciplinaire sur la Migraine. Neuroepidemiology 1993;12:51–57.

[25] Moisset X, Ouchchane L, Guy N, Bayle DJ, Dallel R, Clavelou P. Migraine headaches and pain with neuropathic characteristics: comorbid conditions in patients with multiple sclerosis. Pain 2013;154:2691–2699.

[26] Nicoletti A, Patti F, Lo Fermo S, Liberto A, Castiglione A, Laisa P, Garifoli A, La Naia F, Maimone D, Sorbello V, Contrafatto D, Zappia M. Headache and multiple sclerosis: a population-based case-control study in Catania, Sicily. Cephalalgia 2008;28:1163–1169.

[27] O'Connor AB, Schwid SR, Herrmann DN, Markman JD, Dworkin RH. Pain associated with multiple sclerosis: systematic review and proposed classification. Pain 2008;137:96–111.

[28] Osterberg A, Boivie J. Central pain in multiple sclerosis - sensory abnormalities. Eur J Pain 2010;14:104–110.

[29] Osterberg A, Boivie J, Thuomas K-A. Central pain in multiple sclerosis--prevalence and clinical characteristics. Eur J Pain 2005;9:531–542.

[30] Piwko C, Desjardins OB, Bereza BG, Machado M, Jaszewski B, Freedman MS, Einarson TR, Iskedjian M. Pain due to multiple sclerosis: analysis of the prevalence and economic burden in Canada. Pain Res Manag 2007;12:259–265.

[31] Pöllmann W, Erasmus L-P, Feneberg W, Straube A. The effect of glatiramer acetate treatment on pre-existing headaches in patients with MS. Neurology 2006;66:275–277.

[32] Pöllmann W, Erasmus L-P, Feneberg W, Then Bergh F, Straube A. Interferon beta but not glatiramer acetate therapy aggravates headaches in MS. Neurology 2002;59:636–639.

[33] Popescu BFG, Lucchinetti CF. Meningeal and cortical grey matter pathology in multiple sclerosis. BMC Neurol 2012;12:11.

[34] Putzki N, Katsarava Z. Headache in multiple sclerosis. Curr Pain Headache Rep 2010;14:316–320.

[35] Putzki N, Pfriem A, Limmroth V, Yaldizli O, Tettenborn B, Diener HC, Katsarava Z. Prevalence of migraine, tension-type headache and trigeminal neuralgia in multiple sclerosis. Eur. J. Neurol. 2009;16:262–267.

[36] Rolak LA, Brown S. Headaches and multiple sclerosis: a clinical study and review of the literature. J. Neurol. 1990;237:300–302.

[37] Solaro C, Brichetto G, Amato MP, Cocco E, Colombo B, D'Aleo G, Gasperini C, Ghezzi A, Martinelli V, Milanese C, Patti F, Trojano M, Verdun E, Mancardi GL. The prevalence of pain in multiple sclerosis: a multicenter cross-sectional study. Neurology 2004;63:919–921.

[38] Stovner LJ, Andree C. Prevalence of headache in Europe: a review for the Eurolight project. J Headache Pain 2010;11:289–299.

[39] Sullivan MJ, D'Eon JL. Relation between catastrophizing and depression in chronic pain patients. J Abnorm Psychol 1990;99:260–263.

[40] Svendsen KB, Jensen TS, Hansen HJ, Bach FW. Sensory function and quality of life in patients with multiple sclerosis and pain. Pain 2005;114:473–481.

[41] Svendsen KB, Jensen TS, Overvad K, Hansen HJ, Koch-Henriksen N, Bach FW. Pain in patients with multiple sclerosis: a population-based study. Arch. Neurol. 2003;60:1089–1094.

[42] Tortorella P, Rocca MA, Colombo B, Annovazzi P, Comi G, Filippi M. Assessment of MRI abnormalities of the brainstem from patients with migraine and multiple sclerosis. J. Neurol. Sci. 2006;244:137–141.

[43] Vacca G, Marano E, Brescia Morra V, Lanzillo R, De Vito M, Parente E, Orefice G. Multiple sclerosis and headache co-morbidity. A case-control study. Neurol. Sci. 2007;28:133–135.

[44] Villani V, De Giglio L, Sette G, Pozzilli C, Salvetti M, Prosperini L. Determinants of the severity of comorbid migraine in multiple sclerosis. Neurol. Sci. 2012;33:1345–1353.

[45] Villanueva L, Le Bars D. The activation of bulbo-spinal controls by peripheral nociceptive inputs: diffuse noxious inhibitory controls. Biol. Res. 1995;28:113–125.

[46] Vukusic S, Van Bockstael V, Gosselin S, Confavreux C. Regional variations in the prevalence of multiple sclerosis in French farmers. J. Neurol. Neurosurg. Psychiatr. 2007;78:707–709.

[47] Yarnitsky D. Conditioned pain modulation (the diffuse noxious inhibitory control-like effect): its relevance for acute and chronic pain states. Curr Opin Anaesthesiol 2010;23:611–615.

[48] Zorzon M, Zivadinov R, Nasuelli D, Dolfini P, Bosco A, Bratina A, Tommasi MA, Locatelli L, Cazzato G. Risk factors of multiple sclerosis: a case-control study. Neurol. Sci. 2003;24:242–247.

Annexes

1 – Abréviations

95%CI : Intervalle de confiance à 95%

BPI : Brief Pain Inventory

CHU : Centre Hospitalier Universitaire

CIDN : Contrôles Inhibiteurs Diffus induits par des stimulations Nociceptives

CN : caractéristiques neuropathiques

EDMUS: European database for multiple sclerosis

EDSS: Expended Disability Status Scale

ES: Erreur Standard

ET: Ecart Type

IHS: International Headache Society

OR: Odds Ratio

PP: progressive primaire

RR: récurrente rémittente

SP: secondairement progressive

SEP : Sclérose en Plaques

UMR : Unité Mixte de Recherche

2 - Questionnaire concis sur les douleurs

La version utilisée dans le cadre de la présente enquête postale faisait référence aux douleurs ressenties durant le dernier mois. Seule la première question se trouvait sur la première page du questionnaire. Le reste du questionnaire concis sur les douleurs, le questionnaire de dépistage des migraines et le questionnaire de dramatisation se trouvaient sur les pages suivantes.

1) Au cours de notre vie, la plupart d'entre nous ressentent des douleurs un jour ou l'autre (maux de tête, rage de dents): au cours des huit derniers jours, avez-vous ressenti d'autres douleurs que ce type de douleurs « familières » ?

OUI   NON

Si vous avez répondu « non » à cette première question, il n'est pas utile de répondre à la suite du questionnaire. Merci de votre participation.

2) Indiquez sur ce schéma l'endroit où se trouve votre douleur en noircissant la zone. Mettez sur le dessin un « S » pour une douleur près de la surface de votre corps ou un « P » pour une douleur plus profonde dans le corps. Mettez aussi un « I » à l'endroit où vous ressentez la douleur la plus intense.

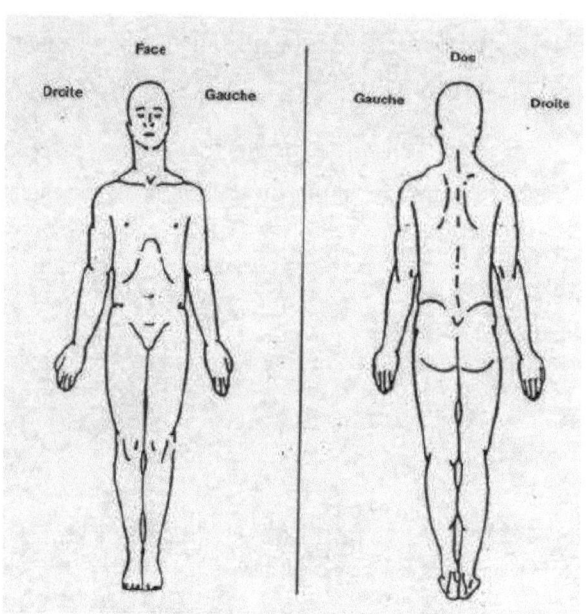

3) SVP, entourez d'un cercle le chiffre qui décrit le mieux la douleur la plus <u>intense</u> que vous avez ressentie la semaine dernière.

Pas de Douleur   0   1   2   3   4   5   6   7   8   9   10   Douleur la plus horrible Que vous puissiez Imaginer

4) SVP, entourez d'un cercle le chiffre qui décrit le mieux la douleur la plus <u>faible</u> que vous avez ressentie la semaine dernière.

Pas de Douleur   0   1   2   3   4   5   6   7   8   9   10   Douleur la plus horrible Que vous puissiez Imaginer

5) SVP, entourez d'un cercle le chiffre qui décrit le mieux votre douleur en général.

Pas de   Douleur la plus horrible
Douleur   0   1   2   3   4   5   6   7   8   9   10   Que vous puissiez
                                                                                                         Imaginer

6) SVP, entourez d'un cercle le chiffre qui décrit le mieux votre douleur en ce moment

Pas de   Douleur la plus horrible
Douleur   0   1   2   3   4   5   6   7   8   9   10   Que vous puissiez
                                                                                                         Imaginer

7) Quels traitements suivez-vous ou quels médicaments prenez-vous contre la douleur ?

....
....
....

8) La semaine dernière, quel soulagement les traitements ou les médicaments que vous prenez vous ont-ils apporté : pouvez-vous indiquer le pourcentage d'amélioration obtenue ?

Aucune   Amélioration
amélioration   0%   10%   20%   30%   40%   50%   60%   70%   80%   90%   100%   complète

9) Entourez le chiffre qui décrit le mieux comment, la semaine dernière, la douleur a gêné votre :

A. Activité générale

Ne gêne pas 0 1 2 3 4 5 6 7 8 9 10 Gêne complètement

B. Humeur

Ne gêne pas 0 1 2 3 4 5 6 7 8 9 10 Gêne complètement

C. Capacité à marcher

Ne gêne pas 0 1 2 3 4 5 6 7 8 9 10 Gêne complètement

D. Travail habituel (y compris à l'extérieur de la maison et les travaux domestiques)

Ne gêne pas 0 1 2 3 4 5 6 7 8 9 10 Gêne complètement

E. Relations avec les autres

Ne gêne pas 0 1 2 3 4 5 6 7 8 9 10 Gêne complètement

F. Sommeil

Ne gêne pas 0 1 2 3 4 5 6 7 8 9 10 Gêne complètement

G. Goût de vivre

Ne gêne pas 0 1 2 3 4 5 6 7 8 9 10 Gêne complètement

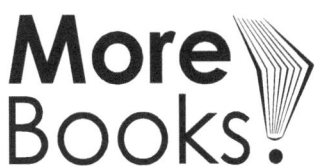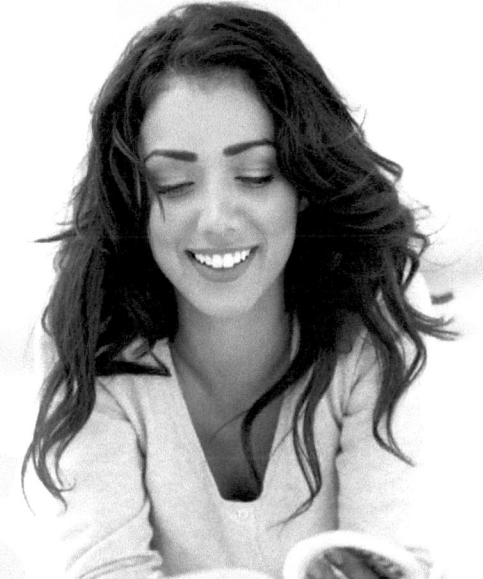

i want morebooks!

Buy your books fast and straightforward online - at one of world's fastest growing online book stores! Environmentally sound due to Print-on-Demand technologies.

Buy your books online at
www.get-morebooks.com

Achetez vos livres en ligne, vite et bien, sur l'une des librairies en ligne les plus performantes au monde!
En protégeant nos ressources et notre environnement grâce à l'impression à la demande.

La librairie en ligne pour acheter plus vite
www.morebooks.fr

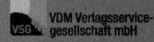 VDM Verlagsservicegesellschaft mbH
Heinrich-Böcking-Str. 6-8   Telefon: +49 681 3720 174   info@vdm-vsg.de
D - 66121 Saarbrücken   Telefax: +49 681 3720 1749   www.vdm-vsg.de

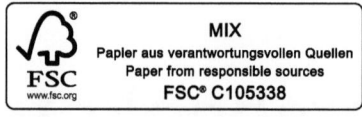

Printed by Books on Demand GmbH, Norderstedt / Germany